DES

DÉTERMINATIONS

EN ANATOMIE COMPARÉE

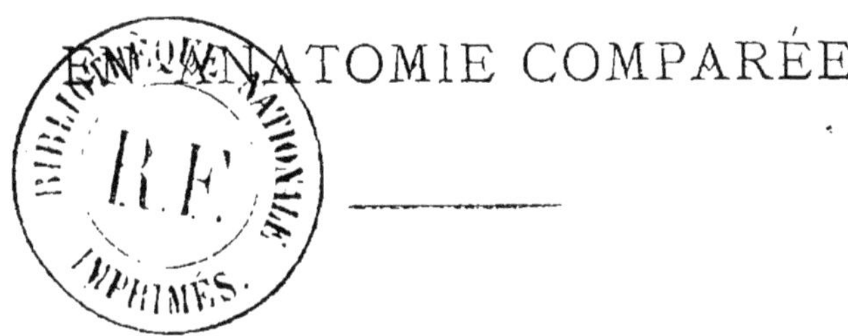

LEÇON

FAITE A L'OUVERTURE DU COURS DE ZOOLOGIE DE LA FACULTÉ

DES SCIENCES DE NANCY 1874-75

Par E. BAUDELOT

IMPRIMERIE DE LUNÉVILLE

(C. GEORGE, Directeur)

45, RUE SAINTE-ÉLISABETH, 45.

DES DÉTERMINATIONS

EN ANATOMIE COMPARÉE

Déterminer un objet en histoire naturelle, comme en toute autre science, c'est dire ce quil est et ce qu'il n'est pas, c'est dire à quel genre il appartient et par quels caractères il se distingue des autres espèces comprises dans ce genre : en d'autres termes, déterminer, c'est classer.

Essayons de fixer les idées par quelques exemples.

Voici un mollusque gastéropode, d'une espèce indéterminée : après avoir examiné ses caractères avec soin, je reconnais qu'il appartient au genre Lymnée, et qu'il se distingue des autres espèces de Lymnéens par tel on tel caractère spécifique. Ce travail accompli, je dis que le Mollusque en question se trouve déterminé.

Voici en second lieu un organe, la mâchoire d'un Insecte, instrument d'un caractère et d'un usage tout particulier : lorsque j'ai établi, sur un ensemble de preuves suffisantes, que cet organe appartient à la classe des membres, qu'il est de même nature que les pattes, que la lèvre inférieure, que les mandibules, etc., et qu'il se distingue de tous ces appendices par des caractères qui n'appartiennent qu'à lui, je dis encore que cet organe se trouve déterminé.

Soit maintenant un tissu, le corps vitré (une des parties profondes de l'œil) : lorsque j'ai démontré que cette substance appartient au groupe des tissus conjonctifs et qu'elle représente la variété dite tissu conjonctif muqueux, je l'ai déterminée.

Prenons enfin un principe immédiat, la matière glycogène : lorsque j'ai reconnu que cette matière fait partie du groupe des sucres et qu'elle diffère des sucres connus par l'existence de telle ou telle propriété, je l'ai également déterminée.

Comme on le voit par ce qui précède, une détermination se compose de deux éléments distincts : d'une détermination générique et d'une détermination spécifique, de l'indication d'une ressemblance et de l'indication d'une différence, d'une synthèse et d'une analyse.

Ces deux éléments de la détermination, remarquons-le, peuvent être obtenus séparément.

Je puis, d'après certains caractères, reconnaître qu'une espèce appartient à tel ou tel genre, sans savoir pour cela quels sont les caractères qui distinguent cette espèce des autres espèces du même genre. — Je n'hésiterai point, par exemple, à ranger un Canard dans le groupe des Palmipèdes, ou la Cigogne dans le groupe des Echassiers, bien que je puisse ignorer les caractères qui distinguent chacun de ces Oiseaux des autres espèces de leurs groupes respectifs.

D'autre part, je puis distinguer une espèce d'une autre espèce, sans posséder une notion exacte des caractères du genre. Un enfant distingue le Cheval de l'Ane, et cependant il ignore quels sont les caractères du genre qui comprend ces deux espèces.

De cette possibilité d'obtenir séparément les deux éléments de la détermination, résultent, dans les sciences zoologiques, deux ordres de travaux aussi différents par leur nature que par leurs résultats. Les uns, analytiques, ont pour but de diviser le genre en espèces ; les autres, synthétiques, ont pour but inverse de rapporter l'espèce au genre.

IMPORTANCE DES DÉTERMINATIONS.

L'importance des déterminations, quand il s'agit des espèces animales, est un fait sur lequel il me paraît inutile d'insister. Chacun sait, en effet, que c'est au moyen de la détermination des genres et des espèces que se trouve construit l'édifice des classifications. Or, sans classifications, point de zoologie possible ; ce serait la confusion dans l'infini, ce serait le chaos.

L'importance des déterminations, en anatomie comparée, n'est pas moins grande qu'en zootaxie ; cependant, comme cette importance est moins généralement comprise, je me propose d'en faire l'objet de quelques considérations.

Il est clair d'abord qu'il est nécessaire de distinguer les organes les uns des autres spécifiquement. Cette distinction (détermination spécifique) peut fournir au zoologiste des connaissances précises sur le degré de modification dont chacun des organes est susceptible.

La détermination générique des organes a des avantages d'une autre nature. Rapporter une espèce à un genre, c'est constater dans cette espèce des qualités communes à d'autres espèces connues; c'est les rapporter à une unité commune et supérieure, comprenant toutes ces espèces; c'est faire un genre, c'est généraliser; c'est reconnaître une loi commune à tout un groupe d'organes. En substituant l'unité à la diversité, la détermination générique devient donc le fondement de l'anatomie philosophique.

C'est sur elle, disons-le, que repose tout entière la science difficile des homologies; c'est par elle, et par elle seule, que le zoologiste peut s'élever jusqu'à la conception unitaire des lois de l'organisation.

Un second résultat, conséquence immédiate du premier, c'est de rendre possible l'introduction du langage philosophique en anatomie. Tant qu'un objet (animal, organe, tissu, etc.) n'a pu être déterminé génériquement; tant qu'il n'existe que comme objet particulier, sans lien reconnu avec aucun autre, il peut être étudié, il peut être décrit, il peut recevoir un nom; mais ce nom ne saurait faire partie d'aucune nomenclature philosophique.

Que ce même objet, au contraire, ayant été d'abord nettement déterminé comme espèce, se trouve rattaché à un genre déjà connu, il est clair qu'il pourra désormais recevoir un nom, conformément au principe de la méthode linnéenne, c'est-à dire qu'il pourra être désigné par le nom du genre dont il fait partie, joint à un qualificatif de l'espèce.

Le sujet est d'importance, et je ne veux point passer outre sans bien faire saisir ma pensée par un exemple précis.

Soit donc le système vertébral considéré dans son ensemble, c'est-à-dire les vertèbres et le crâne.

Dans une vertèbre, (celle d'un Poisson, je suppose) on distingue, comme on le sait, un corps vertébral, un arc supérieur et un arc inférieur. L'arc supérieur, comme l'arc inférieur, peut se décomposer à son tour en trois pièces : deux latérales (les branches de l'arc) et une pièce terminale impaire (l'apophyse épineuse). De son côté, le crâne se compose d'un nombre considérable de pièces dont chacune se trouve désignée par un nom particulier, emprunté à sa forme ou à sa position. Ces pièces sont : pour la zone occipitale, l'occipital basilaire, les occipitaux latéraux, les occipitaux externes, l'occipital supérieur ; pour la zone pariétale, le sphénoïde basilaire, les ailes temporales, les os pétreux, les mastoïdiens, les pariétaux ; pour la zone frontale, le sphénoïde antérieur, les ailes orbitaires, les frontaux postérieurs, les frontaux principaux. — La mémoire s'effraie de tant de noms accumulés et pour la plupart sans liens entre eux.

Tant que la nature du crâne resta inconnue, il ne fut point possible d'en exprimer la composition dans un langage plus simple et plus rationnel ; mais une fois qu'il fut démontré que le crâne est un groupe de vertèbres, une fois que les éléments de chacune de ces vertèbres eurent été déterminés (en partie du moins), il devint facile d'imaginer une nomenclature qui exprimât logiquement les rapports de parenté du crâne avec les vertèbres. Essayons nous-même une de ces nomenclatures.

Appelons *basial* le corps de la vertèbre ; *neural* chacune des branches de l'axe supérieur ; *sphénal* (1) l'apophyse épineuse.

Chacun de ces noms, employé comme radical, pourra servir dans toute la série des vertèbres à indiquer le genre dont chaque pièce fait partie. Il suffira d'y joindre, pour désigner l'espèce, un qualificatif exprimant à quelle vertèbre elle appartient ; par exemple : *vertébral* pour toute vertèbre ordinaire ; *occipital* pour la vertèbre oc-

(1) De Σφήν, ηνός, coin.

cipitale ; *pariétal* pour la vertèbre pariétale ; *frontal* pour la vertèbre frontale. — Cela posé, nous pourrons désigner comme il suit les pièces homologues du crâne et de la vertèbre (1).

Vertèbre ordinaire.	Basi-vertébral (corps de la vertèbre). Neuro-vertébral (branches de l'arc supérieur). Sphéno-vertébral (apophyse épineuse).
Vertèbre occipitale.	Basi-occipital (occipital basilaire). Neuro-occipital (occipitaux latéraux). Sphéno-occipital (occipital supérieur).
Vertèbre pariétale.	Basi-pariétal (sphénoïde postérieur). Neuro-pariétal (ailes temporales). Sphéno-pariétal (pariétaux).
Vertèbre frontale.	Basi-frontal (sphénoïde antérieur). Neuro-frontal (ailes orbitaires). Sphéno-frontal (frontaux principaux).

Inutile, je pense, d'insister sur les avantages d'une telle nomenclature au point de vue de la simplification et du progrès des sciences anatomiques.

RÈGLES POUR LA DÉTERMINATION.

Etant reconnue l'importance des déterminations, il nous faut maintenant rechercher quelle est la marche à suivre, quelles sont les règles à observer pour déterminer un objet, soit génériquement, soit spécifiquement. Afin de simplifier notre tâche, je laisserai de côté ce qui concerne la détermination spécifique, et je me bornerai aujourd'hui à appeler votre attention sur les principes de la détermination générique.

Le problème qu'il s'agit de résoudre est celui-ci : Etant donné un animal, un organe, un tissu, etc., trouver le genre ou la classe dont il fait partie.

(1) Ce tableau ne contient qu'une partie des pièces crâniennes, mais ce n'est qu'un exemple, et j'ai cru pouvoir m'en tenir aux pièces dont la détermination offre le plus de certitude.

Pour arriver à la solution de ce problème, l'investigateur est obligé d'avoir recours à l'observation et à l'hypothèse. L'observation constate les faits et les rapporte à des causes, à des lois. L'hypothèse conçoit provisoirement ces causes et ces lois et nous conduit à instituer des expériences qui les confirment ou les infirment. Ce qu'il lui faut donc faire tout d'abord, c'est de prendre de l'objet à déterminer une connaissance aussi exacte que possible, d'en faire l'analyse et de noter avec soin chacun de ses attributs. Cela fait, il doit rechercher avec soin si ces attributs appartiennent à quelque genre connu ; mais un genre n'est point une entité, un genre est une collection d'espèces et ne peut être connu que par les espèces qui le composent. En admettant donc qu'une comparaison nous ait conduit à saisir quelques traits de ressemblance entre les caractères d'un certain genre et ceux de l'espèce à déterminer, cette ressemblance ne pourra être sérieusement établie que par la comparaison minutieuse de l'espèce en question avec un nombre plus ou moins considérable des espèces du genre supposé.

Comme on le voit par ces quelques mots, le travail de comparaison que nécessite une détermination comportera d'ordinaire un nombre plus ou moins élevé de comparaisons particulières, comparaisons d'espèce à espèce, puis d'attributs à attributs, chaque espèce ne pouvant nous être connue que par l'examen successif de ses divers attributs. Or, parmi les attributs qui peuvent devenir l'objet de la comparaison, tous ne possèdent pas le même degré d'importance ; il nous faut donc, avant toute autre chose, rechercher quelle est la valeur relative des divers attributs que peut offrir un animal, un organe, un tissu, quel est le degré de constance ou de variation de chacun d'eux et ce qu'il est permis d'en attendre au point de vue de la détermination.

Si l'on tient compte des points de vue différents sous lesquels un animal, un organe, un tissu, etc., peuvent être considérés, les attributs principaux dont nous aurons à peser la valeur seront :

1° La forme, la structure, les connexions (attributs statiques) ;

2° La fonction (attributs dynamiques) ;

3° Le développement embryonnaire (attributs évolutifs).

4° Les anomalies (attributs tératologiques).

FORME.

La forme peut, dans de certaines limites, servir à la détermination. Combien d'animaux ont été déterminés d'après l'examen seul de leurs caractères extérieurs ! Beaucoup d'organes ont pu l'être de la même façon. Ainsi, les pinces de l'Ecrevisse, malgré leur volume, très-supérieur à celui des pattes ambulatoires, ont pu être classées sans la moindre difficulté dans la catégorie des membres, tant leur ressemblance axec ces organes est considérable. Il en est de même de ces autres appendices connus sous le nom de pattes-mâchoires, bien que déjà ici les différences soient plus marquées.

Malgré ces exemples affirmatifs, on peut dire cependant que la forme est en général un guide très-peu sûr et qu'elle ne saurait conduire bien loin dans les déterminations.

S'agit-il des espèces animales d'abord, le zoologiste serait exposé à bien des erreurs, s'il s'en tenait à l'examen seul des formes. Les Cétacés, par exemple, qui appartiennent au groupe des Mammifères, ont été considérés primitivement comme des Poissons, d'après l'inspection de leur forme extérieure. Un grand nombre d'animaux parasites, par suite du genre de vie qui leur est propre, perdent plus ou moins complètement les formes qui distinguent la classe dont ils font partie. Ainsi, les Sacculines, les Lernées, espèces parasites de la classe des Crustacés ; les Pentastomes, espèce parasite de la classe des Arachnides, n'offrent plus rien, dans leurs formes extérieures, qui rappelle l'aspect des animaux de leurs groupes respectifs.

La forme n'est pas moins sujette à varier, et par conséquent devient un critérium tout aussi peu sûr lorsqu'il s'agit de la détermination des organes.

J'ai parlé tout à l'heure des appendices thoraciques de l'Ecrevisse ;

si, au lieu de nous en tenir aux appendices de cette région, nous examinons dans leur succession chacun des appendices de même ordre appartenant aux divers zoonites, il sera facile de nous convaincre combien la forme d'un même organe est instable et devient tout à fait insuffisante, en l'absence d'autres caractères, pour conduire à un diagnose. Déjà les fausses pattes abdominales s'éloignent considérablement par leur aspect des pattes thoraciques : les appendices latéraux de la rame caudale en diffèrent davantage, les mâchoires et les mandibules plus encore ; enfin les antennes s'en éloignent à tel point, que sans d'autres preuves de leur parenté, on les prendrait inévitablement pour des organes d'une nature complètement différente. — Les différences de forme qui se manifestent entre les appendices buccaux des Insectes des différents ordres sont non moins considérables que celles que je viens de signaler entre les appendices zoonitiques de l'Ecrevisse. Il a fallu toute la sagacité, toute la pénétration d'un de Savigny pour reconnaître que les parties qui composent la trompe du Papillon, le suçoir de la Mouche et de la Punaise, la bouche broyeuse du Carabe, sont des organes de même nature, simplement modifiés dans leur forme.

Qui se douterait, en s'en tenant aux seules apparences extérieures, que le disque céphalique du Rémora n'est qu'une nageoire modifiée, comparables en tous points à la nageoire dorsale des autres poissons !

Si des organes extérieurs nous passons aux organes intérieurs, nous voyons la forme de ces derniers subir des modifications tout aussi remarquables, sans cependant changer de nature. L'étude de chacun des grands systèmes de l'organisme, poursuivie comparativement, nous fournirait des preuves sans nombre de cette vérité.

Commençons par le système osseux.

Il suffit d'un simple coup d'œil jeté sur l'ensemble des vertèbres d'un Mammifère, de l'Homme, par exemple, pour découvrir entre ces pièces osseuses des différences de forme plus ou moins considérables : les vertèbres coccygiennes diffèrent notablement des vertèbres dorsales ou lombaires ; l'atlas et l'axis en diffèrent davantage encore ; les vertèbres crâniennes s'en éloignent tellement que la détermination des éléments de chacune d'elles est restée jusqu'à ce jour l'un des problèmes les plus ardus de l'anatomie comparée. Ce que je viens de dire des vertèbres, je pourrais le répéter au sujet des autres parties du système osseux. Que l'on compare entre eux les os qui composent la charpente des membres des différents types d'animaux vertébrés, et l'on arrivera à cette conviction : que, dans la détermination des pièces du système squelettique, la forme considérée isolément fournirait en général un critérium de bien faible valeur.

Dans le système musculaire, la forme paraît être de valeur moindre encore que dans le système osseux.

Dans le système nerveux, la forme des parties est tout aussi variable que dans le système osseux et dans le système musculaire. Il suffit, pour se convaincre de la vérité de cette assertion, d'établir la comparaison entre l'encéphale des Vertèbrés des différentes classes. Entre l'encéphale d'un Mammifère et celui d'un Oiseau, d'un Reptile, d'un Batracien, d'un Poisson, les différences de forme sont, comme on le sait, aussi grandes que possible, et il serait facile de rappeler ici à quelles erreurs ont été conduits ceux qui dans leurs comparaisons ont voulu prendre ces formes comme base de déterminations.

Je pourrais de même établir sur une multitude d'exemples que les variations de forme ne sont ni moins fréquentes ni moins considérables dans les organes des sens et dans les appareils de la vie organique (appareils de la digestion, de la respiration, de la circulation, de la reproduction, etc.) que dans les systèmes que nous venons d'examiner.

La conclusion que nous pourrons tirer de tous ces faits sera la suivante : dans la comparaison des organes, la forme est un critérium tout à fait secondaire, et les secours que l'on peut en attendre pour la détermination sont en général d'une valeur assez faible.

STRUCTURE.

Lorsque la forme extérieure devient insuffisante pour la détermination, l'investigateur peut avoir recours à l'étude de la structure intérieure.

S'agit-il de la détermination d'un animal : on sait parfaitement que dans bien des cas l'anatomie devient tout à fait nécessaire pour reconnaître les affinités de tel ou tel type. C'est ainsi que les Anatifes, rangés d'abord parmi les Mollusques, ont été reconnus comme étant des Crustacés lorsqu'on a fait l'étude de leur structure.

S'agit-il de la détermination d'un organe : la connaissance de la structure n'est pas moins importante. Bien souvent un organe ne ressemble plus à un autre en apparence, ses dimensions, ses formes sont complètement différentes ; mais, en disséquant ce même organe et l'un de ses homologues, l'anatomiste découvre dans l'un et dans l'autre un nombre égal de parties, dont quelques-unes peuvent même présenter des caractères de similitude que l'examen de l'ensemble ne pouvait laisser supposer.

En voici un exemple :

Y a-t-il rien qui ressemble moins à une nageoire de Poisson que ce disque aplati, garni de lames transversales mobiles, qui recouvre la tête du Rémora ? L'examen anatomique de cet appareil ayant permis d'y retrouver tous les éléments qui composent le squelette des nageoires impaires, sa nature s'est trouvée, par ce fait, complètement déterminée.

C'est également l'étude de la structure qui a permis de démontrer que le disque ventral des Cycloptères, les appendices maxillaires de l'*Ophidium barbatum*, ne sont autre chose que des nageoires ventrales modifiées.

Dans beaucoup de cas néanmoins, la structure intérieure, pas plus que la forme extérieure, ne suffit pour conduire à une détermination.

Il peut arriver d'abord, lorsqu'il s'agit d'organes complexes, que deux organes, tout en restant de même nature, cessent de posséder le même nombre de pièces, cette différence pouvant provenir de l'avortement, du dédoublement ou de la multiplication de quelques-unes des pièces composantes. Ainsi, chez quelques Arachnides et Myriapodes, le nombre des articles des tarses de certaines pattes est beaucoup plus élevé que celui des autres pattes, ce qui n'empêche pas tous ces appendices d'être de même nature.

Il peut arriver, en second lieu, que la structure à étudier soit tellement complexe, tellement difficile à démêler, qu'il devienne à peu prés impossible d'en faire usage comme élément de détermination. — La structure des centres nerveux est dans ce cas. Je pourrais, s'il était nécessaire, invoquer comme une preuve à l'appui de mon assertion les résultats peu satisfaisants auxquels est arrivé M. N. Guillot en prenant la structure comme guide dans ses recherches homologiques sur les centres nerveux des animaux vertébrés.

Il peut se faire encore que des organes de nature différente présentent une structure analogue. — Les plaques ossifiées de la tête de certains Poissons offrant tous les caractères des os ordinaires, il devient difficile de décider, pour quelques-unes des pièces crâniennes, si elles appartiennent au squelette intérieur ou bien au squelette extérieur. — Des nerfs d'une nature différente (nerfs moteurs et nerfs sensitifs) présentent aussi, comme on le sait, une structure identique.

Chez les Échinodermes, il existe des filaments que l'on a considérés comme des cordons nerveux ; la structure de ces filaments n'a pu fournir jusqu'à présent des caractères suffisants pour établir leur véritable nature et pour décider s'ils appartiennent au tissu nerveux ou au tissu conjonctif. Les mêmes difficultés d'interprétation se présentent lorsqu'il s'agit de distinguer les éléments nerveux des éléments conjonctifs dans les centres nerveux des animaux supérieurs.

Il peut se faire enfin que des organes de même nature présentent une structure très-différente.

On sait quelles différences de structure il y a entre les lobes antérieurs d'un Poisson et les hémisphères d'un Mammifère : — d'un côté, nous avons des organes pleins et dépourvus de circonvolutions ; de l'autre, une masse nerveuse plissée, creuse au dedans et d'une structure intérieure très-complexe ; cependant ces deux ordres de parties sont parfaitement homologues. Mêmes différences entre les lobes optiques et les tubercules quadrijumeaux, qui sont également des organes homologues.

Rappellerai-je aussi la différence qui existe sous le rapport de la structure entre la vessie natatoire d'un Poisson et le poumon d'un Oiseau ou d'un Mammifère ?

Chez les Silures, l'os scapulaire présente une longue apophyse qui se porte en dedans pour aller se fixer à la colonne vertébrale ; cette apophyse osseuse n'existe plus dans d'autres types de Poissons, mais on trouve à sa place un ligament fibreux qui, bien qu'étant d'une structure histologique différente, en est cependant l'homologue.

FONCTION *(attributs dynamiques)*.

Les zoologistes n'ayant pas tardé à reconnaître dans leurs essais de comparaison combien l'emploi des caractères anatomiques est insuffisant pour conduire à des déterminations certaines, l'idée leur vint d'avoir recours à la fonction elle-même comme critère des parties à déterminer. En suivant cette voie, ils parvinrent à déterminer quelques organes : c'est ainsi que le vaisseau dorsal des Insectes fut reconnu comme un organe cardiaque ; le nerf facial comme le représentant de la branche antérieure des nerfs spinaux ; les nageoires paires des Poissons comme des membres transformés, etc. Les expériences relatives à la greffe animale et à l'hybridation, l'étude des mœurs et des instincts, leur fournirent également des lumières sur le degré d'affinité de tel ou tel type. Mais une courte expérience leur apprit que le moyen en question n'est lui-même que d'un usage extrêmement limité. Il est facile, du reste, d'en fournir la preuve.

Il est évident que pour appliquer la fonction à la détermination, il faut que cette fonction nous soit connue d'abord : or, comme pour beaucoup d'organes nous restons à cet égard, ou bien dans une ignorance absolue, ou du moins dans une incertitude très-grande, le procédé n'est pas applicable.

Mais, même en supposant la fonction connue, je dis que cette connaissance elle-même se trouverait insuffisante bien souvent, pour devenir une base assurée de détermination.

A quoi peut servir, par exemple, la connaissance de la fonction d'une vertèbre pour la détermination des éléments des vertèbres crâniennes ? — On sait aussi que des organes de même nature peuvent avoir des fonctions fort différentes.

Chacun des grands appareils physiologiques peut nous servir à vérifier l'exactitude de cette assertion.

Chez les animaux articulés, ces divers appendices, désignés sous les noms d'antennes, de mandibules, de mâchoires, de pattes-mâchoires, de pattes-ambulatrices, etc., sont des organes de même nature ; néanmoins leurs fonctions sont très-différentes.

Les lobes antérieurs du cerveau des Poissons et les hémisphères des Mammifères réprésentent dans l'encéphale des parties homologues ; cependant ces parties se comportent bien différemment au point de vue physiologique : chez les Mammifères, la destruction des hémisphères amène à sa suite un état de stupeur profonde ; chez les Poissons, l'ablation des lobes antérieurs n'est accompagnée d'aucun trouble appréciable.

Les organes du venin des Serpents et les glandes salivaires des autres Reptiles sécrètent des liquides dont les propriétés sont extrêmement différentes ; pourtant ces organes sont regardés comme étant homologues.

La vessie natatoire des Poissons possède des fonctions qui ne ressemblent en rien à celles du poumon des autres Vertébrés. Les anatomistes cependant, sont parvenus à démontrer que le premier de ces organes est l'équivalent morphologique du second.

Rappellerai-je enfin que des organes de nature différente peuvent avoir une même fonction ?

La queue des Cétacés et la queue des Poissons ne sont pas des organes homologues ; leur mode d'action physiologique est cependant identique. Les ailes des Oiseaux et les ailes des Insectes jouissent des mêmes propriétés physiologiques, bien qu'étant d'une nature complétement différente au point de vue anatomique.

Ces exemples, que je pourrais multiplier à volonté, suffisent amplement pour démontrer que l'emploi de la fonction, comme moyen de détermination, est une ressource qu'il ne faut point dédaigner, mais sur laquelle le zoologiste ne saurait en général fonder de bien grandes espérances.

DÉVELOPPEMENT EMBRYONNAIRE *(attributs évolutifs)*.

De tous les procédés que peut employer le zoologiste, au point de vue des déterminations, aucun n'a plus d'importance que l'embryogénie.

L'étude du développement embryonnaire montre, en effet, que les organes, comme les individus, traversent, durant les diverses phases de leur évolution première, une série d'états très-différents ; que des animaux, des organes, des tissus de même nature et primitivement similaires, peuvent acquérir des caractère extrêmement dissemblables à mesure qu'ils approchent davantage de leur état définitif. De là, cette conséquence logique : que des affinités qui se trouvent masquées dans des individus, des organes ou des tissus arrivés à l'état parfait, peuvent nous être révélées par une connaissance complète de leurs états embryonnaires. Toutes ces difficultés qu'entraînent à leur suite, pour la détermination, les changements de forme, les soudures, les inégalités de développement, les atrophies, les déplacements, etc., toutes ces difficultés, dis-je, peuvent être éliminées en grande partie par une étude sérieuse du développement. Ainsi se trouvent mis en évidence les rapports étroits de l'embryogénie et de l'anatomie philosophique.

Quelques faits achèveront de mettre en lumière les propositions que je viens d'énoncer.

Il existe un certain nombre d'animaux, surtout parmi les espèces parasites, dont la détermination offre les plus grandes difficultés lorsqu'on les considère à l'état adulte; tels sont les Pentastomes, les Sacculines, les Lernées, etc. Ces êtres singuliers diffèrent tellement des autres animaux de leurs groupes respectifs, que les zoologistes ont pu hésiter longtemps sur la classe à laquelle ils doivent appartenir; l'étude de l'embryon de ces animaux a permis de les rattacher sans peine à leur véritable type, en montrant que les Pentastomes sont des Arachnides et non des Vers, les Lernées, les Sacculines des Crustacés.

Si l'on compare les Aranéides avec les Scorpionides, on constate entre ces animaux des différences d'organisation considérables: l'abdomen des Scorpionides est segmenté, et celui des Aranéides ne l'est pas; les Scorpionides ont un post-abdomen, et les Aranéides n'en ont pas. On serait donc tenté d'éloigner ces deux ordres l'un de l'autre. Or, en étudiant le développement des Aranéides, on reconnaît qu'à une certaine époque de son existence leur embryon possède un post-abdomen très-court et un abdomen composé de segments distincts, portant même des rudiments de pattes; ces caractères, on le sait, disparaissent complétement à une époque plus avancée. Voilà donc encore une affinité générique révélée par l'étude du développement.

L'embryogénie n'est pas moins importante au point de vue de la détermination des organes. L'histoire de chacun des grands systèmes de l'organisme nous en offre des preuves multipliées.

Prenons le système nerveux d'abord.

La détermination des différentes parties de l'encéphale chez les divers types de Vertébrés a été, comme on le sait, l'objet de très-nombreuses controverses. Tant que l'on s'est borné à l'étude de ces organes chez l'adulte, il a été presque impossible d'établir avec certitude quelles sont les parties qui se correspondent dans le cerveau d'un Mammifère, d'un Oiseau, d'un Reptile et d'un Poisson. L'étude du développement a seule permis de résoudre cette difficulté en montrant la similitude primitive de l'encéphale dans les différentes classes d'animaux vertébrés, et la correspondance de chacune de ces grandes divisions, connues sous les noms d'hémisphères, de lobes optiques, de cervelet, de moelle allongée, etc.

L'embryogénie a été d'un secours immense dans les déterminations relatives au système osseux. Grâce à la connaissance qu'elle a apporté du fractionnement primitif des os chez l'embryon, elle a permis de résoudre nombre de problèmes concernant les homologies des pièces vertébrales, des pièces crâniennes et autres. Les mêmes avantages, dépendant des mêmes causes, ont été obtenus par l'étude embryogénique du squelette extérieur des animaux articulés.

L'embryogénie a été non moins utile dans l'étude des homologies du système vasculaire. On sait quels changements considérables se manifestent durant la période embryonnaire dans le mode de groupement des troncs vasculaires. Ces modifications si nombreuses, résultant de phénomènes d'atrophie, de dilatation, de rapprochement, de soudure, d'écartement, etc., créent souvent chez l'adulte des difficultés sérieuses de détermination pour l'anatomiste. L'embryogénie, en rétablissant sous nos yeux l'ordre primitif des parties, permet d'attribuer à chacune sa signification véritable. Un des meilleurs exemples à produire ici, nous est fourni par le système aortique des Vertébrés (Mammifères, Oiseaux, Reptiles, Batraciens et Poissons). Pour se rendre compte de la disposition des vaisseaux qui composent ce système et déterminer exactement la nature de chacun d'eux, la connaissance du développement embryonnaire est tout à fait indispensable.

Dans ces cas compliqués, enfin, où les organes peuvent perdre à la fois presque tous leurs caractères, l'embryogénie est souveraine pour conduire à une diagnose. Quelles différences entre la vessie natatoire d'un Poisson et le poumon d'un Mammifère! La forme, la structure, les connexions, tout est modifié. L'étude de l'embryon des Poissons, en nous montrant que primitivement la vessie natatoire est toujours une expansion, un diverticulum de la portion supérieure du tube digestif, a permis de déterminer la nature de cet organe.

Je pourrais multiplier à volonté ces exemples de détermination d'organes par l'embryogénie ; je pourrais montrer comment l'étude embryogénique a pu servir à déterminer les divers appendices des animaux articulés (antennes, pièces buccales, etc.), certaines expansions du corps des Mollusques (entonnoir des Céphalopodes, lobes latéraux des Ptéropodes, etc.), mais je crois pouvoir m'en tenir aux faits que j'ai cités; je veux à présent montrer que l'embryogénie peut aider à la détermination des tissus, aussi bien qu'à celle des organes et des individus.

Prenons ces deux tissus de l'œil, le tissu cristallinien et le corps vitré. — Ce tissu, d'une transparence si parfaite, qui constitue le cristallin, ne ressemble en rien à l'épiderme qui recouvre la surface du corps; il appartient à l'embryogénie d'avoir démontré que ces deux tissus sont de même nature, et que primitivement le cristallin n'est qu'une portion de l'épiderme qui s'enfonce peu à peu dans l'intérieur de l'œil et finit par se séparer de la couche épidermique superficielle.

C'est aussi l'embryogénie qui a permis d'établir que le corps vitré n'est autre chose que du tissu conjonctif muqueux plus ou moins modifié par les progrès du développement.

Je n'apporte point d'exemples de détermination de principes immédiats par l'embryogénie, cette voie de recherches étant restée pour ainsi dire inexplorée jusqu'à présent; je ne doute point cependant que le jour où les anatomistes sauront utiliser concuremment les ressources de la chimie et de l'embryogénie, la nature encore ignorée de bien des principes immédiats s'éclairera pour eux de lumières inattendues.

Dans les pages qui précèdent, j'ai fait ressortir les avantages immenses que peut offrir l'embryogénie au point de vue de la détermination, soit des organismes complets, soit des parties qui les composent. Ce serait aller trop loin cependant, de croire que l'embryogénie est capable de triompher de toutes les difficultés qui peuvent embarrasser le zoologiste. Dans bien des cas, l'embryogénie, pas plus que les procédés étudiés précédemment, ne peut fournir au zoologiste des éléments certains de détermination. Ainsi, jusqu'à présent, l'embryogénie n'a fourni aucun résultat pour l'établissement des homologies du système nerveux périphérique ou des homologies du système musculaire. Dire qu'elle ne peut en fournir, je ne prétends point l'affirmer, je me borne simplement à constater un fait.

Où l'embryogénie triomphe, c'est dans les cas surtout où les difficultés proviennent de simples changements survenus dans la forme, de soudures ou d'inégalités de développement, comme cela a lieu dans le système osseux, par exemple. Eh bien ! dans ces cas eux-mêmes, l'embryogénie reste souvent impuissante, comme le prouve assez le peu de succès des efforts tentés jusqu'à présent pour déterminer avec certitude chacune des pièces qui entrent dans la composition des vertèbres crâniennes. Si nous ajoutons enfin que l'embryogénie a contre elle des difficultés matérielles immenses, qui souvent en rendent l'application extrêmement difficile ou même impossible, nous dirons, en terminant, que l'embryogénie est pour le zoologiste philosophe un moyen de détermination d'une portée supérieure entre tous, mais non infaillible cependant.

ANOMALIES *(attributs tératologiques)*.

Les anomalies peuvent aussi, dans certains cas, être employées par le zoologiste comme moyen de détermination.

Considérées d'une manière générale, les anomalies sont, comme on le sait, des perturbations des phénomènes évolutifs. Or, parmi ces perturbations, on peut distinguer deux formes principales. Tantôt, en effet, l'évolution, au lieu de suivre son cours régulier, se trouve enrayée plus ou moins complètement : il y a ce qu'on appelle *arrêt de développement* ; tantôt, au contraire, l'évolution se poursuit au-delà de son terme normal : il y a alors *excès de développement*. Or, dans ces deux cas, il est facile de montrer comment les faits tératologiques peuvent devenir un moyen de détermination.

Lorsqu'il y a arrêt de développement, il y a persistance, fixation d'un état embryonnaire habituellement transitoire. Si donc la connaissance des états embryonnaires (et nous l'avons démontré au sujet de l'embryogénie) est de la plus haute importance au point de vue des déterminations, la tératologie, qui peut nous livrer quelques-uns de ces états sous une forme aisément saisissable, est susceptible de rendre des services au même titre que l'embryogénie, et quelquefois même avec plus de certitude.

Lorsqu'il y a excès de développement, lorsqu'un organe, un tissu, etc., se trouve porté au-delà de son terme normal d'accroissement, il arrive souvent que cet organe ou ce tissu arrive à revêtir les caractères d'un autre organe congénère dont il différait notablement, et avec lequel son affinité se trouve ainsi révélée. Si ce genre de ressources est limité, il faut du moins savoir en profiter quand la nature nous refuse des lumières plus directes.

Passons à quelques exemples.

L'anomalie connue sous le nom de bec-de-lièvre (arrêt de développement) eût permis, avec plus de facilité que l'embryogénie elle-même, de reconnaître l'existence d'un os intermaxillaire chez l'Homme.

Chez l'Écrevisse, on a vu un pédoncule oculaire se développer au point de former une longue tige ayant l'apparence d'une antenne (anomalie par excès). Ce fait a conduit à supposer que le pédoncule en question appartient à la catégorie des membres.

Les anomalies des vaisseaux, des nerfs, des muscles, peuvent aussi nous éclairer sur leurs homologies, attendu que ces anomalies reproduisent d'ordinaire des états existant normalement dans d'autres types (1).

CONNEXIONS.

Les caractères anatomiques que nous avons étudiés jusqu'ici étant insuffisants pour conduire toujours à des déterminations certaines, les zoologistes ont eu recours à un principe de détermination fondé non plus sur les caractères propres de l'objet à déterminer, mais sur les connexions, c'est-à-dire sur les rapports invariables de cet objet avec d'autres.

Soit, pour mieux préciser les idées, une suite *a*, *b*, *c*, *d*, *e*, etc., d'éléments anatomiques, disposés de telle sorte que *b* se trouve entre *a* et *c*; *c* entre *b* et *d*; *d* entre *c* et *e*: chacune de ces pièces, dit l'auteur du principe des connexions, pourra être modifiée, transformée, anéantie même, mais jamais l'ordre qu'elles présentaient ne se trouvera interverti. Cet ordre, par conséquent, pourra devenir lui-même un principe de détermination. Que l'on compare, par exemple, les membres supérieurs ou inférieurs d'un Mammifère, d'un Oiseau et d'un Reptile: on trouvera dans ces divers types la même succession de pièces osseuses; chacune de ces pièces y conservera toujours la même place relative, et, quelle que soit la variété de ses formes, sa position suffira pour la faire reconnaître (2).

Sans vouloir méconnaître ici l'importance du principe des con-

(1) C'est en botanique surtout que l'on peut reconnaître toute l'importance des anomalies au point de vue de la détermination. La métamorphose des sépales et des étamines en pétales, la transformation des carpelles en feuilles, des vrilles en grappes, l'élongation de certains axes floraux, etc., etc., ont permis aux botanistes d'établir avec sûreté la véritable nature de chacune de ces parties.

(2) La loi des connexions se manifeste avec tout autant et plus d'évidence peut-être en botanique qu'en zoologie. La disposition des feuilles sur la tige, les rapports invariables des différentes parties de la fleur, en sont des exemples aussi simples que frappants.

nexions, je dois dire que, formulé comme il vient de l'être, il me paraît beaucoup trop absolu. Dans l'emploi qu'ils ont fait du principe des connexions, les anatomistes l'ont appliqué a des cas très-différents, et c'est pour n'avoir pas tenu suffisamment compte de ces différences que le vague le plus complet semble aujourd'hui planer sur cette question. Il importe d'en sortir, et. pour arriver à quelque certitude, il me paraît indispensable d'introduire dans l'examen du sujet quelques divisions.

Parmi les connexions dont l'anatomiste peut avoir à s'occuper, nous en distinguerons d'abord de deux ordres :

1° Les connexions existant entre les différentes parties d'un même système ou d'un même appareil physiologique (connexions intrinsèques) ;

2° Les connexions existant entre des appareils ou des systèmes de nature différente (connexions extrinsèques).

La première question (connexions entre parties d'un même système ou d'un même appareil) peut se subdiviser naturellement en autant de questions secondaires qu'il y a de systèmes ou d'appareils fondamentaux.

Pour traiter cette question d'une façon méthodique, il nous faudrait donc étudier successivement les connexions dans :

a. Le système squelettique (squelette intérieur des Vertébrés, squelette extérieur des Invertébrés).

b. Le système musculaire.

c. Le système nerveux.

d. Les appareils des sens.

e. Les appareils de la digestion, de la circulation, de la respiration, de la reproduction, etc.

La seconde question (connexions entre appareils ou systèmes de nature différente) se subdivise également en un certain nombre de questions secondaires. Pour connaître ces questions, il faudrait combiner deux à deux les différents systèmes ou appareils indiqués ci-dessus. On obtiendrait de cette façon un nombre considérable de relations dont les suivantes seulement seront examinées (1) :

a'. Connexions du système squelettique et du système musculaire.

b'. Connexions du système squelettique et du système nerveux.

c'. Connexions du système musculaire et du système nerveux.

1° Connexions entre les différentes parties d'un même système ou d'un même appareil physiologique.

a. *Système squelettique.* — C'est surtout dans l'étude du squelette que le principe des connexions a été employé comme moyen de détermination. Il importe donc d'en bien fixer ici la valeur.

Nul doute que l'emploi des connexions n'ait rendu de véritables services dans la détermination des différentes pièces du squelette. Rappellerai-je d'abord que c'est en s'appuyant sur le principe des connexions que les anatomistes sont arrivés à reconnaître que l'os en V des Oiseaux est formé par les clavicules réunies ; que chez l'Homme, chacun des os du membre supérieur a son homologue parmi ceux du membre inférieur ; que chez les Cyprins, les osselets de Weber ne sont autre chose que des éléments vertébraux modifiés; que chez les Silures, l'apophyse interne du scapulum est un ligament ossifié, etc., etc. ?

L'emploi des connexions n'a pas été moins utile dans la détermination des parties du squelette extérieur des animaux articulés.

On sait que c'est en prenant pour guide les connexions, que de Savigny est parvenu à établir d'une façon évidente l'homologie des pièces buccales dans les différents ordres d'Insectes, et que d'autres anatomistes ont pu déterminer la nature de chacune des pièces qui composent le thorax chez les animaux de ce groupe.

---

(1) Nous ne pouvons évidemment reproduire ici toutes ces combinaisons, et encore moins les examiner. Nous nous bornerons à faire remarquer que dans un traité de Zoologie générale il serait nécessaire cependant que les diverses questions que soulève l'étude de ces rapports fussent largement abordées.

Ainsi donc, point de doute quant à la valeur réelle des connexions considérées comme moyen de détermination du système squelettique. Mais cette valeur est-elle sans limite? Et, s'il y en a une, quelle est-elle? Voilà ce qu'il est plus difficile d'établir.

Tout d'abord, nous ferons remarquer qu'il ne manque point d'exemples, en ostéologie, où le principe des connexions semble faire défaut.

Ainsi, chez les Poissons osseux, l'arc scapulo-huméral se trouve en rapport avec la vertèbre occipitale; dans les Anguilles, les Congres, ces connexions disparaissent, et l'insertion de la ceinture osseuse qui supporte le membre antérieur se trouve reportée assez loin en arrière du crâne.

Chez les Poissons, les côtes sont en rapport avec les arcs vertébraux inférieurs (hémapophyses) ou avec le corps des vertèbres. Dans les Uranoscopes, les Vives, etc., on voit les côtes de la première vertèbre s'insérer, non plus sur l'arc inférieur ou sur le corps vertébral, mais sur la base des arcs supérieurs (neurapophyses).

Chez les Poissons encore, le membre postérieur (son squelette par conséquent) peut se trouver situé tantôt en arrière, tantôt en avant du membre antérieur; il peut même arriver, comme chez l'*Ophidium barbatum*, qu'il s'insère sous la mâchoire inférieure et offre des rapports avec l'os hyoïde.

Chez les Chéloniens, enfin, l'omoplate est située en dedans des côtes et non plus en dehors, comme dans le reste des Vertébrés.

Non-seulement le principe des connexions, appliqué au squelette, n'est point absolu et ne saurait constituer un critérium certain de détermination, mais dans un grand nombre de cas même où il n'est point en contradiction directe avec les faits, il peut arriver qu'il se trouve masqué par tant de causes secondaires, que l'application en devient extrêmement difficile.

Je tiens à signaler ici quelques-unes de ces causes.

Un premier groupe consiste dans les atrophies, les arrêts et les inégalités de développement, dans les soudures et les dédoublements des différentes pièces du squelette. Il n'est point difficile de concevoir comment l'action de ces causes peut avoir pour effet de masquer les connexions. Je vais essayer, du reste, d'en fournir la démonstration.

1er CAS. — Soit d'abord, pour procéder du simple au composé, deux pièces A, B. normalement en rapport l'une avec l'autre. Que l'une de ces pièces, B par exemple, vienne à subir une réduction de volume considérable, il pourra en résulter que les deux pièces A, B, au lieu de se trouver en contact immédiat, resteront écartées et à une certaine distance l'une de l'autre.

On observe un cas de cette sorte chez les Catostomes (poissons voisins des cyprinoïdes), ou l'arc supérieur de la seconde vertèbre (*incus* de Weber) se trouve atrophié et représenté par un petit nodule osseux isolé du corps vertébral et situé dans l'épaisseur d'un ligament voisin allant du *malleus* au *stapes*.

2me CAS. Soit, en second lieu, trois pièces A, B, C disposées en séries. Il est clair que si B, qui se trouve interposé entre A et C, venait à disparaître ou à perdre de son volume, la pièce A pourrait entrer en connexion avec C. Il en serait de même si, B conservant son volume, A et C acquéraient un surcroît de développement.

Des faits de cette nature se manifestent dans la colonne vertébrale des Poissons.

Chez certains Squales (S*q*. *Squatina*), les arceaux supérieurs et inférieurs des vertèbres sont formés par une série de pièces osseuses disposées par paires, les pièces crurales et les pièces intercrurales. Sur certains points où elles sont également développées, ces pièces forment une série régulière. Sur d'autres points, les pièces intercrurales acquièrent un développement considérable et vont se rejoindre au-dessus des pièces crurales. — Dans la colonne vertébrale de la plupart des Poissons osseux, les pièces intercrurales disparpissent complétement et les pièces crurales entrent en contact immédiat.

Ce que nous venons de voir s'effectuer dans le sens longitudinal se reproduit également dans le sens transversal. Ainsi, chez les Cyprins, les arcs vertébraux supérieurs sont formés dans toute l'étendue du tronc par deux pièces (les neurapophyses) dont les extrémités viennent se mettre en contact sur la ligne médiane. Au niveau des trois ou quatre premières vertèbres, on voit une pièce nouvelle impaire (la neurépine) venir s'intercaler entre les extrémités supérieures des neurapophyses ; plus en avant, au niveau de la première vertèbre, la neurépine se partage en deux pour former deux petites pièces (les *claustrum* de Weber). Enfin, dans la vertèbre occipitale, la neurépine redevient simple pour constituer l'occipital supérieur.

3me CAS. — Soit maintenant deux séries de pièces superposées $\frac{A\ B\ C}{A'B'C'}$. Supposons B atrophié et disparu, B' très-réduit, A' et C' très-développés. Il pourrait résulter de cet ensemble de circonstances que, A entrant directement en connexion avec C, A' avec C', le rudiment B' constituât, au point de réunion des quatre pièces A, C, A', C', une petite pièce intermédiaire qu'il serait possible de prendre aussi bien pour un reste de B que pour un reste de B'. Il pourrait même se faire que B' se touvât refoulé plus loin, entre A et C, ce qui conduirait à le faire regarder comme étant la pièce B.

4me CAS. — Soit encore deux séries parallèles $\frac{A\ B\ C\ D}{A'B'C'D'}$. Supposons B', C' soudés ensemble et réduits de volume, de telle sorte que la pièce issue de leur réunion simulât une pièce unique de la même série : il en résulterait un couple B'C' supportant deux éléments, B, C à côté de pièces simples, telles que A' et D' supportant un seul élément. En admettant des changements simultanés survenus dans la forme des parties, on comprend quels embarras il pourrait en résulter pour la détermination.

Un cas de cette nature se rencontre chez la Carpe. Le corps de la deuxième vertèbre et celui de la troisième sont soudés ensemble et réduits au volume d'un seul corps de vertèbre. Celui-ci, par suite de sa double origine, supporte un nombre de pièces double de celui d'une vertèbre ordinaire, disposition qui a empêché fort longtemps les anatomistes de pouvoir établir la signification véritable de chacun des osselets de Weber.

5me CAS. — Enfin, au lieu de deux séries de pièces parallèles, on peut en supposer trois, quatre ou davantage. Or, en pareil cas, en admettant des inégalités de développement, des atrophies, des soudures, etc., combinées de diverses manières dans le sens longitudinal et dans le sens transversal, et compliquées d'altérations dans les formes et dans la structure, on conçoit quelles perturbations il pourrait en résulter dans les rapports et combien les connexions réelles risqueraient de disparaître, perdues dans la foule des connexions secondaires. C'est ce qui a lieu précisément dans la région du crâne : les éléments vertébraux y subissent de telles variations, les séries élémentaires y sont tellement enchevêtrées, qu'il devient presque impossible d'y démêler pour chaque pièce prise en particulier, ses connexions essentielles. L'exemple suivant le prouve jusqu'à l'évidence. Soit donc cet os du crâne des Poissons désigné par Cuvier sous le nom d'*os pétreux*. Chez les Gades, où il est extrêmement développé, il recouvre non-seulement une grande partie du temporal, mais encore une partie du sphénoïde basilaire, de l'occipital basilaire. de l'occipital externe et du mastoïdien. Chez les Cyprins, où il est moins étendu, il reste généralement en rapport avec l'occipital latéral et avec le mastoïdien. Chez le Brochet, il n'est plus en rapport qu'avec l'occipital latéral. Il y a des types enfin (Silures) chez lesquels on ne l'a point encore découvert jusqu'à présent. Je me borne ici à ces quelques types et je fais abstraction des autres Vertébrés. Or, je vous le demande, où retrouver les connexions essentielles, celles qui peuvent conduire à une détermination, parmi tous ces rapports variables ?

Une autre cause à mentionner encore, et qui peut avoir pour effet de dissimuler les connexions, est l'introduction, dans le système osseux, d'un élément étranger, L'état d'ossification n'appartient pas seulement au système osseux, il est également l'apanage de tout tissu conjonctif. On comprend donc que des éléments étrangers au squelette puissent, en s'ossifiant et en se mêlant à ceux du squelette véritable, apporter de nouvelles causes d'erreurs dans les déterminations. Ainsi, chez les Poissons, l'adjonction aux vertèbres céphaliques d'un certain nombre d'éléments du dermo-squelette, l'ossification de divers tendons, peuvent, en modifiant certaines connexions, engendrer de véritables difficultés d'interprétation. Les Silures nous en offrent un exemple. Chez ces Poissons, on voit une longue apophyse se porter du scapulum vers le corps de la première vertèbre, auquel elle se fixe au moyen de tissu tendineux. Cette apophyse n'est autre chose qu'un ligament ossifié. On sait aussi combien il est difficile de décider si telle ou telle des pièces qui composent l'appareil operculaire des Poissons appartient au squelette intérieur ou au squelette extérieur (1).

Connexions intrinsèques du système musculaire. — Lorsque l'on considère les connexions des muscles entre eux, on reconnaît que ces connexions, bien qu'offrant une constance marquée, sont loin cependant d'être invariables. Tel muscle, par exemple, qui dans une espèce recouvre un muscle voisin, peut cesser de le recou-

(1) Toutes ces difficultés suffisent pour expliquer les divergences d'opinions qui se sont produites parmi les naturalistes au sujet de l'interprétation des nombreux éléments qui composent le squelette céphalique des Poissons. Quand on s'est bien rendu compte de la nature du problème, on comprend qu'il ne pouvait en être autrement; on pourrait même douter de la possibilité d'une solution, vu le nombre presque illimité des combinaisons à épuiser pour l'obtenir. Si ce résultat négatif ne donne point à l'esprit satisfaction complète, du moins il lui apporte ce calme qu'engendre le sentiment d'une difficulté bien comprise. C'est beaucoup déjà de pouvoir conserver intacte sa foi dans l'unité des lois qui régissent la formation des systèmes organiques!

vrir dans une autre espèce. On comprend même qu'il ne serait pas impossible qu'il en fût recouvert, ces rapports de situation dépendant du volume relatif de ces organes, volume qui varie, comme on le sait, avec la fonction.

Comme exemples de variations dans les rapports musculaires, je citerai ici les muscles Soléaire et Plantaire grêle.

Chez l'Homme, le Soléaire se trouve représenté par un muscle puissant très-large, recouvert en arrière par les muscles Jumeaux. Chez le Cheval, le Soléaire est un muscle grêle et rudimentaire situé au côté externe des Jumeaux, immédiatement au-dessous de l'aponévrose jambière. — Ce même muscle disparaît complétement chez les Carnassiers.

Le Plantaire grêle présente chez l'Homme les rapports suivants : à son extrémité supérieure, il naît du fémur, quelquefois de la capsule fibreuse articulaire ; réduit presque aussitôt à un tendon très-grêle, il descend entre les Jumeaux et le Soléaire. Inférieurement il va s'insérer, soit au côté interne du tendon d'Achille, soit au calcanéum, soit à l'aponévrose qui revêt les muscles profonds de la jambe.

Dans la plupart des Mammifères, le Cheval par exemple, le Plantaire grêle se soude bout à bout avec le court fléchisseur commun des orteils, pour ne former avec lui qu'un seul muscle, désigné sous le nom de fléchisseur superficiel des phalanges ou perforé.

Chez les Carnassiers, le corps charnu du perforé, lequel correspond au corps charnu du Plantaire grêle, devient prismatique, volumineux, et se confond tout à fait, dans ses deux tiers supérieurs au moins, avec le Jumeau externe.

Connexions intrinsèques du système nerveux. — Cette question se partage en plusieurs autres qui demandent à être traitées séparément. Nous aurons, en effet, à examiner ici :

α. Les connexions des parties composantes du système nerveux central.

β. Les connexions des parties composantes du système nerveux périphérique.

γ. Les connexions du système nerveux périphérique et du système nerveux central.

α. Parmi les connexions que le système nerveux central peut offrir à considérer, il importe de distinguer celles qui consistent dans l'ordre relatif des parties de celles que l'on pourrait appeler de simple contact ou de contiguïté. Les premières seules paraissent offrir un haut degré de fixité ; les secondes, au contraire, sont sujettes à présenter de très-nombreuses variations. Il nous sera facile de fournir les preuves de cette distinction.

Chez les Mammifères, les Oiseaux, les Reptiles et les Poissons, les divers lobes qui constituent l'encéphale conservent toujours, comme on le sait, le même ordre relatif; dans l'un quelconque de ces types, on trouvera toujours, en allant d'arrière en avant, les lobes du quatrième ventricule, le cervelet, les lobes optiques (tubercules bijumeaux ou quadrijumeaux), les lobes antérieurs (hémisphères), et enfin les lobes ou tubercules olfactifs.

Les rapports de contiguïté de ces mêmes lobes présentent, au contraire, des variations nombreuses, dépendant de leur grandeur relative ou de celle des parties qui servent à les unir. Ainsi le cervelet pourra recouvrir plus ou moins le quatrième ventricule en arrière et les lobes optiques en avant ; les hémisphères pourront s'étendre sur les tubercules olfactifs, sur les lobes optiques et sur le cervelet; les tubercules olfactifs pourront siéger, soit immédiatement au-devant des lobes antérieurs, soit à l'extrémité des nerfs olfactifs, au contact même de la cavité olfactive.

Des fait du même ordre que ceux que je viens de signaler chez les Vertébrés se manifestent également chez les Invertébrés.

Ainsi, dans la classe des Mollusques, les Acéphales présentent plusieurs paires de ganglions très-espacés. Chez les Gastéropodes, ces mêmes ganglions se montrent réunis en un groupe très-serré autour de l'œsophage ; mais dans les deux cas, l'ordre relatif des noyaux ganglionnaires reste le même (1).

Dans la division des animaux articulés, l'écartement ou la concentration des centres nerveux peut se manifester aussi à des degrés très-différents, sans que l'ordre relatif de ces centres se trouve modifié.

Les connexions dites de contiguïté étant le plus souvent des connexions acquises avec l'âge et un simple effet du mode de croissance, il en résulte que, pour obtenir les connexions vraies et retrouver l'ordre primordial, il faudra remonter jusqu'à l'état embryonnaire. La question de détermination des centres nerveux par les connexions se trouve donc ici ramenée, comme on le voit, à une question de détermination par l'embryogénie.

β. Les connexions des nerfs entre eux ne paraissent jouir que d'un faible degré de fixité. Ce fait, que l'on n'a point suffisamment remarqué peut-être, est susceptible, si l'on n'y prend garde, de créer parfois de grands embarras dans les déterminations. Je crois donc nécessaire de m'arrêter quelques instants sur ce sujet.

Soit, comme premier exemple, les nerfs optiques.

---

(1) Peut-être cette distinction que j'établis ici entre les relations basées sur l'ordre et les relations de contiguïté est-elle de nature à jeter la lumière sur certains faits particuliers. Ainsi, chez divers Gastéropodes (Lymnée, Physe, etc.), on rencontre dans l'épaisseur du manteau, à une distance considérable du groupe nerveux central, un renflement ganglionnaire qui se trouve en rapport avec un organe vibratile particulier (organe découvert par M. de Lacaze-Duthiers et qui est peut-être un organe de l'olfaction). Conjointement avec l'apparition de ce ganglion, on constate que la symétrie cesse d'exister dans la masse ganglionnaire sous-œsophagienne ; il manque un ganglion du côté où se montre le ganglion palléal. Sachant donc que les connexions de contiguïté sont d'une importance tout à fait secondaire, ne serait-il point possible d'admettre que l'un des ganglions centraux n'a point participé à la concentration qu'ont subie les autres ganglions ? Ce ganglion serait resté en rapport avec l'organe vibratile, absolument comme chez certains Poissons on voit les tubercules olfactifs demeurer en contact avec la cavité olfactive et à distance des lobes cérébraux.

Chez les Poissons, les deux nerfs optiques présentent l'un par rapport à l'autre des rapports extrêmement variables, rapports que l'on peut exprimer ainsi qu'il suit :

Les nerfs optiques ne s'entrecroisent point ;

Le nerf du côté droit passe au-dessus du nerf du côté gauche ;

Le nerf du côté gauche passe au-dessus du côté droit ;

Le nerf droit ou le nerf gauche forme une sorte de boutonnière à travers laquelle passe l'autre nerf ;

Les deux nerfs se décomposent en plusieurs faisceaux qui s'entrecroisent alternativement ;

Les deux nerfs s'entrecroisent fibre à fibre, de manière à former un tissu inextricable.

Les connexions réciproques des deux nerfs optiques ne paraissent pas moins variables dans les autres types de Vertébrés que chez les Poissons.

Soit, comme second exemple, le nerf récurrent du trijumeau chez les Poissons.

Les connexions de ce nerf avec le nerf acoustique et avec le nerf pneumogastrique offrent des variations remarquables.

Chez le Nase, on voit le nerf récurrent passer tout entier *en dedans* des branches du nerf acoustique, sans contracter avec celles-ci aucune anastomose. Après avoir donné une forte branche à la racine antérieure du pneumogastrique, il passe *en dedans* de la racine postérieure de ce même nerf, pour aller se terminer dans le premier nerf spinal.

Dans la Brême, le nerf récurrent se comporte comme chez le Nase dans la première portion de son trajet ; mais au moment d'atteindre la racine postérieure du pneumogastrique, il se partage en deux faisceaux secondaires : l'un très-grêle, qui passe *en dedans* de cette racine ; l'autre beaucoup plus volumineux, qui passe *en dehors*. La racine postérieure du pneumogastrique se trouve donc ici enfermée dans une boutonnière du nerf récurrent.

Dans le Barbeau, le nerf récurrent acquiert un volume énorme ;

un peu après son origine, il se décompose en un certain nombre de faisceaux secondaires qui *s'entrelacent* avec les branches du nerf acoustique, de telle sorte que ces branches se trouvent situées, les unes *en dehors*, les autres *en dedans* des faisceaux du nerf récurrent. Ces derniers faisceaux se réunissent ensuite pour constituer deux troncs de volume inégal, dont l'un se porte vers la racine antérieure du pneumogastrique et l'autre vers le premier nerf spinal, en passant *en dedans* de la racine postérieure du pneumogastrique.

Chez le Merlan, le nerf récurrent passe *en dehors* du nerf acoustique, envoie à ce dernier plusieurs filets anastomatiques, et va se terminer en totalité dans la racine antérieure du pneumogastrique.

Dans la Tanche, enfin, le nerf récurrent disparaît complétement.

Soit, comme troisième exemple, le rameau operculaire du nerf latéral du pneumogastrique chez les Poissons. Ce rameau peut avoir des origines multiples : en outre de ses fibres issues du pneumogastrique, il peut également recevoir un faisceau de nerfs trijumeaux. Dans le Goujon, j'ai vu ce dernier faisceau, tantôt passer *au devant* de la racine postérieure du pneumogastrique, tantôt passer *au travers* de cette même racine comme à travers une boutonnière.

Ces exemples, que je pourrais multiplier à volonté, suffiront, je pense, pour montrer combien sont instables les connexions qui se manifestent entre les divisions du système nerveux périphérique. Les éléments qui composent un même tronc nerveux peuvent rester unis ou séparés, rapprochés ou écartés ; ils peuvent, à diverses reprises, se joindre et se disjoindre. Considéré par rapport à un nerf voisin, un nerf peut passer à droite ou à gauche, au-dessus ou au-dessous ; il peut le traverser de part en part, l'enfermer dans une sorte d'anneau, ou enfin se décomposer et s'entrelacer un instant avec lui, pour reparaître un peu plus loin à l'état simple.

Des connexions aussi variables ne sauraient offrir évidemment que des avantages fort incertains au point de vue de la détermination.

γ. *Connexions du système nerveux périphérique et du système nerveux central.* — Les connexions du système nerveux périphérique avec le système nerveux central montrent en général beaucoup plus de fixité que celles qui se manifestent entre les divisions du système nerveux périphérique. On sait combien les nerfs encéphaliques offrent de similitude, au point de vue des origines, dans toute la série des Vertébrés. — Cette fixité de connexions est loin cependant d'être absolue. Ainsi, tandis que dans toute l'étendue du tronc les nerfs moteurs naissent en avant de la moëlle et les nerfs sensitifs en arrière, dans la région du bulbe on voit un certain nombre de nerfs moteurs et de nerfs sensitifs abandonner leur station normale pour venir s'implanter, à la même hauteur, sur le côté de la moëlle ; tels sont : les nerfs de la 7me paire (N. facial), de la 8me (N. acoustique), de la 9me (N. glossopharyngien), de la 10me (N. pneumogastrique), de la 11me (N. spinal) et de la 12me (N. hypoglosse). Ces différents nerfs étant insérés à la suite les uns des autres, il serait impossible, par le fait seul des connexions avec l'axe nerveux et sans la connaissance, soit de leur mode de terminaison, soit d'autres caractères anatomiques ou physiologiques, de décider si tel ou tel d'entre eux appartient à la catégorie des nerfs moteurs ou à celle des nerfs sensitifs.

Il serait bien difficile également de déterminer, à l'aide des seules connexions médullaires, si le nerf pathétique est un nerf moteur ou un nerf sensitif.

Rappellerai-je enfin que chez un certain nombre de Vertébrés inférieurs, les nerfs moteurs de l'œil ne naissent plus directement de l'encéphale, mais du tronc ou des branches de la cinquième paire ?

Je sais bien qu'à propos de ces divers exemples, on pourrait m'objecter qu'il ne s'agit point des connexions apparentes, mais seulement des connexions réelles, et qu'en remontant jusqu'à l'origine première de chaque nerf il serait possible de déterminer sa véritable nature par ses connexions avec les éléments de la substance grise. Ainsi l'ont fait, d'une part O. Dicters pour les nerfs du bulbe rachidien, en montrant que les nerfs sensitifs naissent des cornes postérieures de la substance grise, et les nerfs moteurs des cornes antérieures ; d'autre part M. de Lacaze-Duthiers pour les nerfs de l'Otocyste des Mollusques Gastéropodes, en établissant que ces nerfs émergent constamment des ganglions cérébroïdes, lors même qu'ils paraissent s'implanter sur les ganglious pédieux.

Mais alors, qui ne voit que la question de détermination par les connexions se trouve ramenée à une question de détermination par la structure ! question des plus délicates dans le cas actuel, et dont toutes les incertitudes rejailliront nécessairement sur la première.

Connexions intrinsèques de l'appareil circulatoire. — Si, pour beaucoup de vaisseaux, les connexions peuvent offrir une certaine fixité et devenir par conséquent un moyen de détermination, il y a un grand nombre de cas où les rapports vasculaires se trouvent tellement modifiés par le fait de coalescence ou d'atrophie, qu'il peut devenir fort difficile d'établir les homologies de telle ou telle branche en s'en tenant à la seule considération de son point d'implantation.

Le système aortique des Vertébrés pourrait fournir des preuves multiples à l'appui de cette assertion. Ce systéme offre, comme on le sait, une extrême similitude dans tous les représentants de la classe lorsqu'on les compare entre eux dans leur état embryonnaire. Plus tard, la différenciation entre les divers types est portée à tel point que, sans la connaissance des états transitoires, la détermination des branches qui persistent chez l'adulte serait à peu près impossible. Ici donc encore, le principe des connexions se trouve subordonné au fait embryogénique..........................

....

....

Ici s'arrête cette Leçon, que la mort n'a pas permis à son auteur de poursuivre. Sentant qu'il ne ne lui serait pas donné de la finir, E. Baudelot *a tracé les quelques lignes qui suivent peu d'instants avant d'expirer : c'est l'esquisse à grands traits des dernières idées qui devaient présider à la fin de son travail.....*

....

....

Les connexions ne suffiraient pas, non plus que les autres moyens anatomiques et physiologiques ; ils doivent être remplacés par la *déduction* basée sur les grandes lois naturelles connues : division du travail, unité, variété, etc., etc.

www.ingramcontent.com/pod-product-compliance
Ingram Content Group UK Ltd.
Pitfield, Milton Keynes, MK11 3LW, UK
UKHW022147190726
13855UKWH00004B/1376